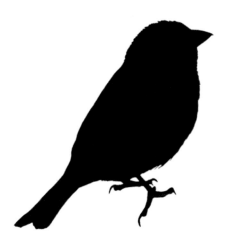

Este libro está creado y desarrollado por Mirlo Desolado, seudónimo del autor.

Espero que disfrutes con estos originales y ricos Smoothies saludables.

Contenido del recetario

Introducción

En la actualidad, cada vez son más las personas que buscan llevar un estilo de vida saludable y equilibrado, y una de las mejores maneras de lograrlo es a través de la alimentación. Los smoothies son **una opción deliciosa y nutritiva para incorporar una gran cantidad de vitaminas, minerales y antioxidantes** a nuestra dieta diaria.

Los smoothies saludables y originales que encontrarás en este ebook no solo son deliciosos, sino que también te proporcionarán una serie de beneficios para tu salud. Algunas de las ventajas de incorporar smoothies en tu alimentación incluyen:

- **Ayudan a mantener un peso saludable**: los smoothies son una opción baja en calorías y rica en nutrientes, lo que los convierte en una alternativa ideal para aquellos que buscan perder peso o mantener una dieta saludable.
- **Mejoran la digestión**: muchos de los ingredientes que se utilizan en los smoothies, como las frutas, verduras y semillas, son ricos en fibra, lo que ayuda a mejorar el tránsito intestinal y la digestión.
- **Aumentan la energía y la vitalidad**: gracias a su alto contenido en nutrientes y antioxidantes, los smoothies son una excelente opción para aumentar la energía y la vitalidad, especialmente en las mañanas o después de hacer ejercicio.
- **Fortalecen el sistema inmunológico**: los smoothies están llenos de vitaminas y minerales que ayudan a fortalecer el sistema inmunológico y a prevenir enfermedades.

En este ebook encontrarás **30 recetas de smoothies saludables y originales**. Desde smoothies para desayunar hasta opciones refrescantes para el verano, encontrarás una gran variedad de opciones para satisfacer tus necesidades y gustos. ¡Esperamos que disfrutes de estas deliciosas recetas y que te ayuden a

llevar una vida más saludable!

1. Smoothie verde con espinacas, piña y jengibre

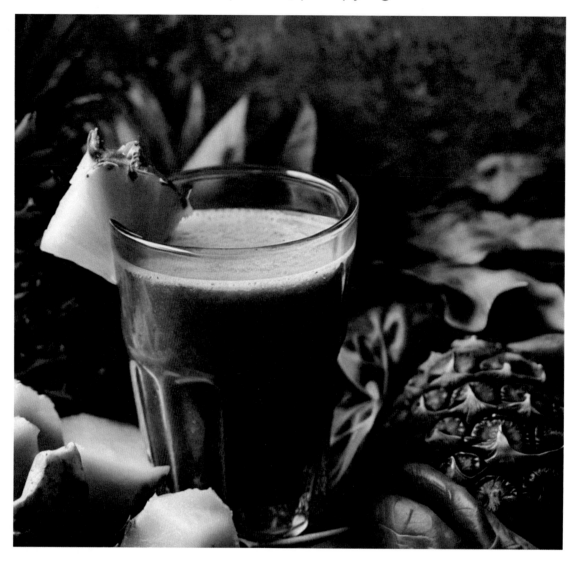

Ingredientes:

- 2 tazas de espinacas frescas

- 1 taza de piña fresca cortada en cubos

- 1/2 taza de leche de coco

- 1 trozo pequeño de jengibre fresco pelado

- 1 cucharadita de miel (opcional)

- 4-5 cubos de hielo

Instrucciones:

1. Lava bien las espinacas y el jengibre, y corta la piña en cubos.

2. Agrega las espinacas, la piña y el jengibre en una licuadora o procesador de alimentos.

3. Añade la leche de coco y mezcla todo hasta obtener una consistencia suave.

4. Si deseas un toque dulce, agrega la cucharadita de miel y mezcla nuevamente.

5. Agrega los cubos de hielo y mezcla hasta que el smoothie esté bien frío.

6. Sirve en un vaso alto y disfruta de este refrescante y saludable smoothie.

2. Smoothie de arándanos y avena

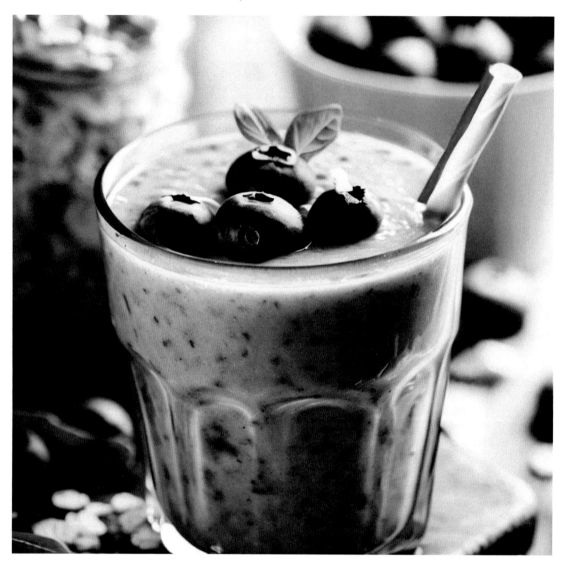

Ingredientes:

- 1 taza de arándanos frescos o congelados
- 1 taza de leche de almendras
- 1/2 taza de yogur griego sin azúcar
- 1/2 taza de avena en hojuelas
- 1 cucharadita de miel (opcional)
- 4-5 cubos de hielo

Instrucciones:

1. Agrega los arándanos, la leche de almendras, el yogur griego y la avena en una licuadora o procesador de alimentos.

2. Mezcla todo hasta obtener una consistencia suave.

3. Si deseas un toque dulce, agrega la cucharadita de miel y mezcla nuevamente.

4. Agrega los cubos de hielo y mezcla hasta que el smoothie esté bien frío.

5. Sirve en un vaso alto y disfruta de este nutritivo y delicioso smoothie de arándanos y avena.

3. Smoothie de fresa y plátano con leche de almendras

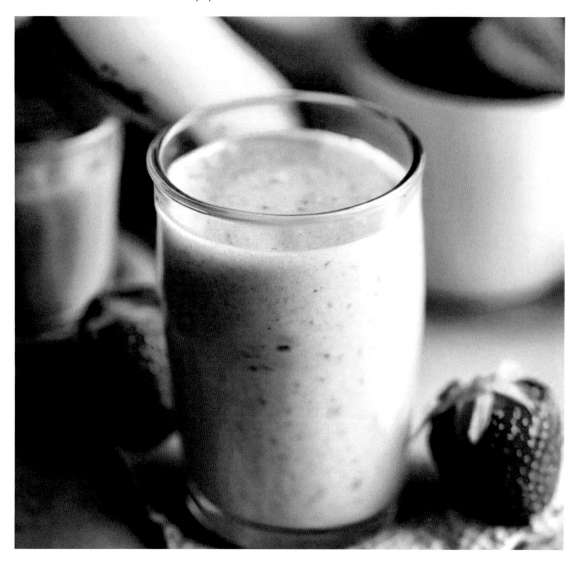

Ingredientes:

- 1 plátano maduro
- 1 taza de fresas frescas o congeladas
- 1 taza de leche de almendras
- 1 cucharadita de miel (opcional)
- 4-5 cubos de hielo

Instrucciones:

1. Pela el plátano y córtalo en trozos pequeños. Lava las fresas y retira los tallos.

2. Agrega el plátano y las fresas en una licuadora o procesador de alimentos.

3. Vierte la leche de almendras sobre las frutas y mezcla todo hasta obtener una consistencia suave.

4. Si deseas un toque dulce, agrega la cucharadita de miel y mezcla nuevamente.

5. Agrega los cubos de hielo y mezcla hasta que el smoothie esté bien frío.

6. Sirve en un vaso alto y disfruta de este delicioso y saludable smoothie de fresa y plátano con leche de almendras.

4. Smoothie de kiwi y aguacate

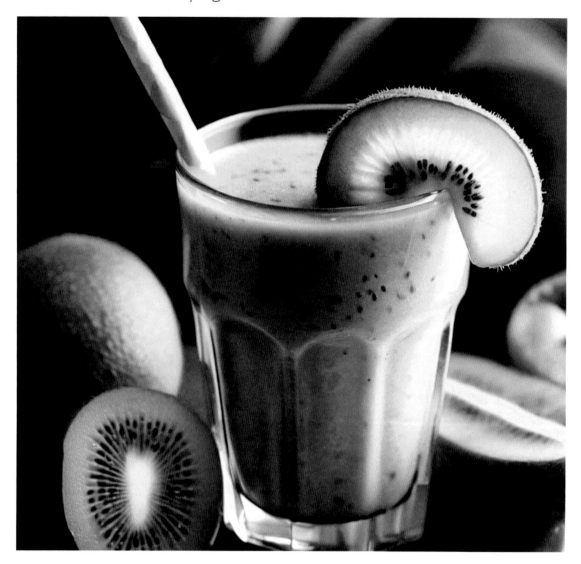

Ingredientes:

- 1 kiwi pelado y cortado en trozos

- 1/2 aguacate pelado y sin hueso

- 1/2 taza de espinacas frescas

- 1 taza de leche de almendras

- 1 cucharada de miel (opcional)

- 4-5 cubos de hielo

Instrucciones:

1. Agrega el kiwi, el aguacate y las espinacas en una licuadora o procesador de alimentos.

2. Vierte la leche de almendras sobre las frutas y verduras y mezcla todo hasta obtener una consistencia suave.

3. Si deseas un toque dulce, agrega la cucharada de miel y mezcla nuevamente.

4. Agrega los cubos de hielo y mezcla hasta que el smoothie esté bien frío.

5. Sirve en un vaso y disfruta de este delicioso y nutritivo smoothie de kiwi y aguacate. Este smoothie es una excelente fuente de vitaminas y grasas saludables que te mantendrán lleno de energía durante todo el día.

5. Smoothie de remolacha y zanahoria

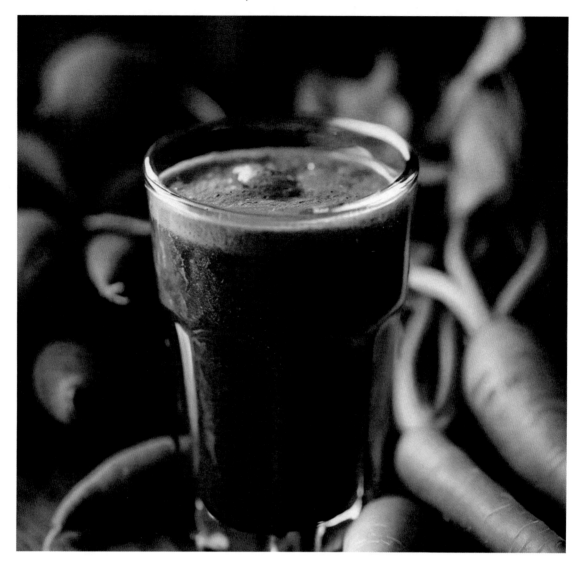

Ingredientes:

- 1 remolacha cruda, pelada y cortada en trozos

- 1 zanahoria pelada y cortada en trozos

- 1/2 taza de yogur griego sin sabor

- 1/2 taza de jugo de naranja recién exprimido

- 1/4 taza de agua

- 1 cucharada de miel (opcional)

- 4-5 cubos de hielo

Instrucciones:

1. Agrega la remolacha, la zanahoria, el yogur y el jugo de naranja en una licuadora o procesador de alimentos.

2. Agrega el agua y mezcla todo hasta obtener una consistencia suave.

3. Si deseas un toque dulce, agrega la cucharada de miel y mezcla nuevamente.

4. Agrega los cubos de hielo y mezcla hasta que el smoothie esté bien frío.

5. Sirve en un vaso y disfruta de este delicioso y saludable smoothie de remolacha y zanahoria. Este smoothie es una excelente fuente de antioxidantes y nutrientes esenciales que te ayudarán a mantener tu cuerpo saludable y lleno de energía.

6. Smoothie de mango y jengibre con leche de coco

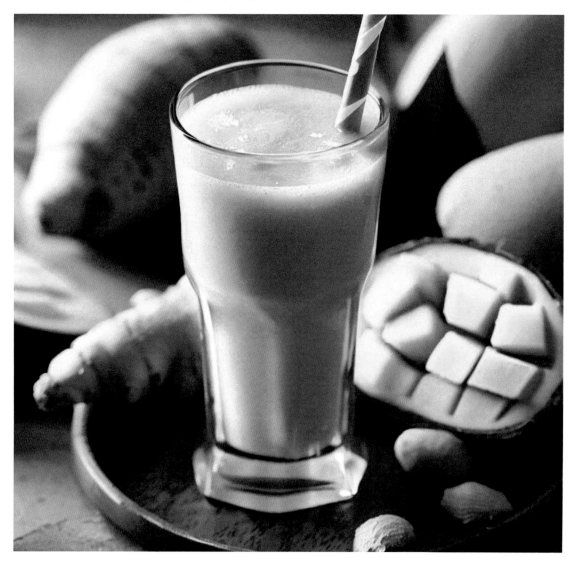

Ingredientes:

- 1 mango pelado y cortado en trozos

- 1 plátano pelado y cortado en trozos

- 1 cucharada de jengibre fresco rallado

- 1 taza de leche de coco

- 1 cucharada de miel (opcional)

- 4-5 cubos de hielo

Instrucciones:

1. Agrega el mango, el plátano, el jengibre fresco y la leche de coco en una licuadora o procesador de alimentos.

2. Si deseas un toque dulce, agrega la cucharada de miel y mezcla nuevamente.

3. Agrega los cubos de hielo y mezcla hasta que el smoothie esté bien frío.

4. Sirve en un vaso y disfruta de este delicioso smoothie tropical. Este smoothie es rico en vitaminas C y A, así como en minerales como el potasio y el hierro, lo que lo hace una excelente opción para mejorar la salud del sistema inmunológico y mantener una piel saludable. Además, el jengibre fresco puede ayudar a reducir la inflamación en el cuerpo.

7. Smoothie de frutas del bosque con yogur griego

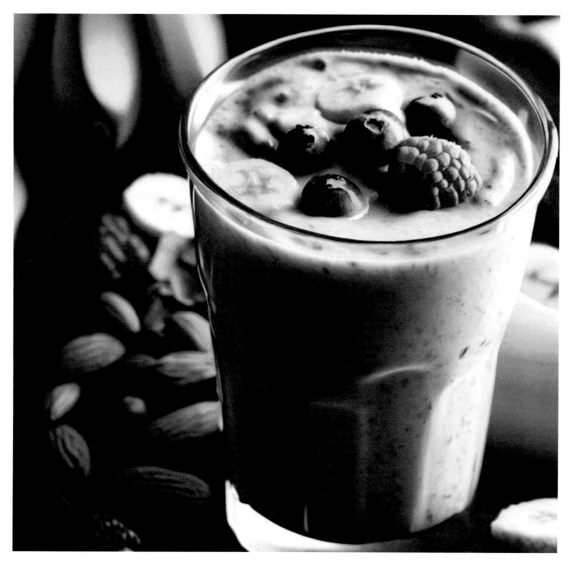

Ingredientes:

- 1 taza de frutas del bosque congeladas (arándanos, fresas, frambuesas, moras)

- 1 plátano pelado y cortado en trozos

- 1 taza de yogur griego

- 1 cucharada de miel (opcional)

- 1/2 taza de leche de almendras o leche de tu preferencia

Instrucciones:

1. Agrega las frutas del bosque, el plátano, el yogur griego y la leche en una licuadora o procesador de alimentos.

2. Si deseas un toque dulce, agrega la cucharada de miel y mezcla nuevamente.

3. Licua hasta que todos los ingredientes estén bien incorporados y obtengas una textura suave y cremosa.

4. Sirve en un vaso y disfruta de este delicioso smoothie lleno de antioxidantes y vitaminas C y K que ayudan a fortalecer el sistema inmunológico y a mantener una piel saludable. Además, el yogur griego aporta proteínas y calcio, mientras que la leche de almendras es una alternativa baja en calorías y sin lactosa para aquellas personas que tienen intolerancia a la lactosa.

8. Smoothie de papaya y naranja con chía

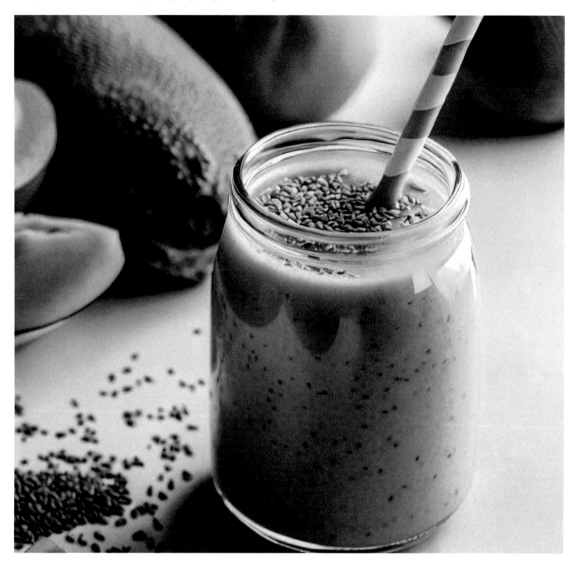

Ingredientes:

- 1 taza de papaya pelada y cortada en cubos

- 1 naranja pelada y cortada en trozos

- 1 cucharada de semillas de chía

- 1/2 taza de leche de coco

- 1/2 taza de hielo

Instrucciones:

1. Agrega la papaya, la naranja, la leche de coco, las semillas de chía y el hielo en una licuadora o procesador de alimentos.

2. Licua todos los ingredientes hasta obtener una mezcla suave y cremosa.

3. Si la mezcla está demasiado espesa, agrega más leche de coco.

4. Sirve en un vaso y disfruta de este delicioso smoothie lleno de vitamina C, fibra y ácidos grasos omega-3 gracias a la chía. La papaya y la naranja son frutas ricas en antioxidantes que ayudan a mantener el sistema inmunológico saludable y la leche de coco le da un toque cremoso y tropical a este delicioso smoothie.

9. Smoothie de sandía y menta

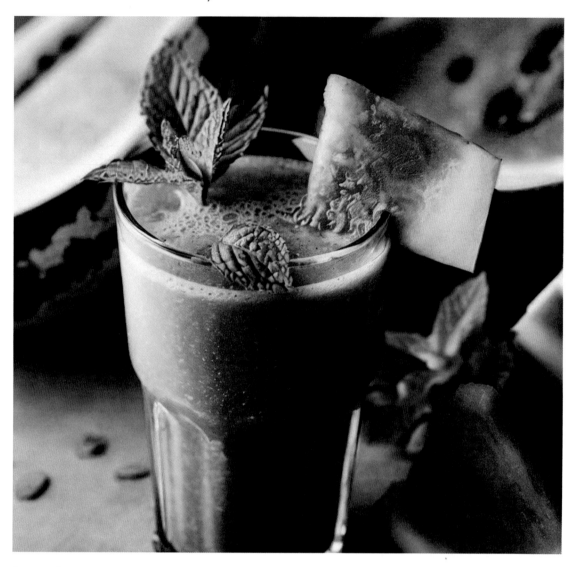

Ingredientes:

- 2 tazas de sandía sin semillas y cortada en cubos

- 1/2 taza de yogurt griego

- 1 cucharada de miel

- 1/2 taza de hielo

- 4 hojas de menta fresca

Instrucciones:

1. Agrega la sandía, el yogurt griego, la miel, el hielo y las hojas de menta fresca en una licuadora o procesador de alimentos.

2. Licua todos los ingredientes hasta obtener una mezcla suave y cremosa.

3. Si la mezcla está demasiado espesa, agrega más hielo o agua para diluir.

4. Sirve en un vaso y decora con una hoja de menta fresca. Este smoothie es una bebida refrescante perfecta para los días calurosos de verano. La sandía es rica en antioxidantes, vitaminas A y C, y agua, lo que ayuda a mantener el cuerpo hidratado. La menta le da un sabor fresco y añade un toque de mentol al smoothie, mientras que el yogurt griego agrega proteína y cremosidad.

10. Smoothie de pera y jengibre con té verde

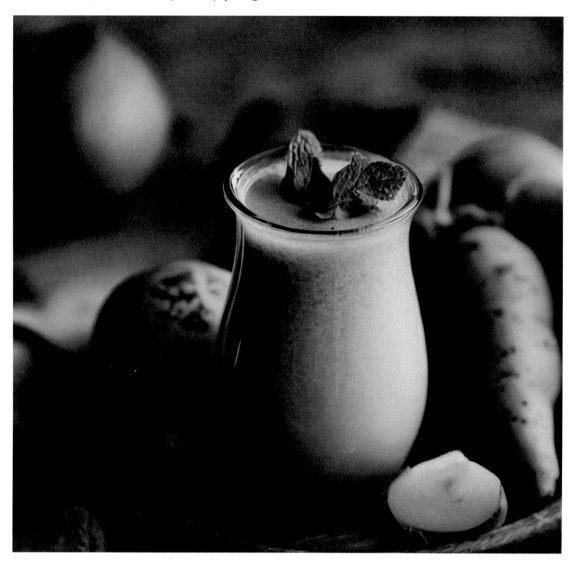

Ingredientes:

- 1 pera pelada y sin corazón, cortada en cubos

- 1 taza de té verde preparado y enfriado

- 1 cucharada de jengibre fresco pelado y rallado

- 1/2 plátano maduro

- 1 cucharada de miel (opcional)

- 1/2 taza de hielo

Instrucciones:

1. Prepara el té verde y deja enfriar a temperatura ambiente o en la nevera.

2. Agrega la pera, el té verde, el jengibre rallado, el plátano, la miel y el hielo en una licuadora o procesador de alimentos.

3. Licua todos los ingredientes hasta obtener una mezcla suave y cremosa.

4. Si la mezcla está demasiado espesa, agrega más hielo o agua para diluir.

5. Sirve en un vaso y decora con un trozo de pera y una hoja de menta fresca.

Este smoothie es una excelente opción para el desayuno o para una merienda saludable. La pera es rica en fibra y vitamina C, mientras que el jengibre le da un sabor picante y añade beneficios antiinflamatorios y digestivos. El té verde es rico en antioxidantes y cafeína natural, lo que puede ayudar a aumentar la energía y la concentración.

11. Smoothie de melocotón y almendras con leche de soja

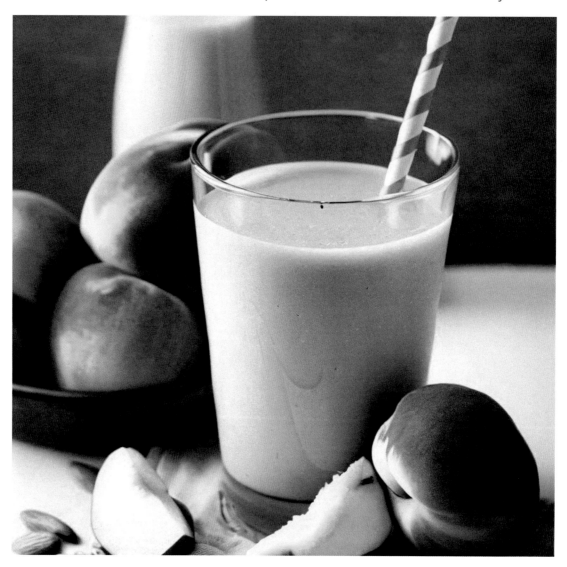

Ingredientes:

- 2 melocotones maduros, pelados y cortados en trozos

- 1 plátano maduro, pelado y cortado en trozos

- 1/2 taza de almendras crudas

- 1 taza de leche de soja

- 1 cucharada de miel (opcional)

- 1/2 cucharadita de extracto de vainilla (opcional)

- Hielo al gusto

Preparación:

1. En una licuadora, agrega los melocotones, el plátano, las almendras y la leche de soja. Mezcla hasta que se forme una mezcla suave y homogénea.

2. Si deseas un sabor más dulce, agrega la miel y el extracto de vainilla a la mezcla.

3. Agrega hielo al gusto y mezcla de nuevo hasta que el hielo se haya triturado y el smoothie tenga una textura suave y cremosa.

4. Sirve inmediatamente y disfruta de este delicioso smoothie de melocotón y almendras con leche de soja.

Este smoothie es una excelente opción para un desayuno rápido y nutritivo o como una merienda saludable para llevar contigo en el camino. Los melocotones aportan un dulzor natural y un sabor delicioso, mientras que las almendras y la leche de soja agregan proteínas y nutrientes esenciales. Además, puedes personalizar el sabor con la miel y el extracto de vainilla según tus preferencias. ¡Disfruta!

12. Smoothie de calabaza y especias con leche de avena

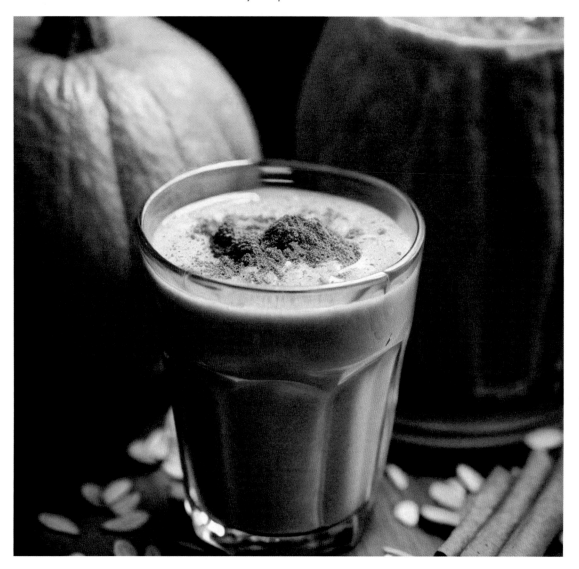

Ingredientes:

- 1/2 taza de puré de calabaza
- 1 taza de leche de avena
- 1/2 banana madura
- 1/2 cucharadita de canela molida
- 1/4 cucharadita de jengibre molido
- 1/4 cucharadita de nuez moscada molida
- 1/4 cucharadita de clavo molido
- 1 cucharada de miel (opcional)
- Hielo (opcional)

Instrucciones:

1. En una licuadora, mezcla el puré de calabaza, la leche de avena, la banana, la canela, el jengibre, la nuez moscada y el clavo. Si deseas un sabor más dulce, agrega la miel.

2. Licua todo hasta que la mezcla quede suave y cremosa.

3. Si prefieres un smoothie más frío, añade unos cubos de hielo y licua de nuevo hasta que esté suave.

4. Sirve en un vaso y disfruta.

Este smoothie es perfecto para el otoño y el invierno, ya que tiene un sabor delicioso y reconfortante. Además, la calabaza es una excelente fuente de vitamina A y fibra, mientras que la leche de avena es una alternativa saludable a la leche de vaca, especialmente para las personas intolerantes a la lactosa o que siguen una dieta vegana. ¡Disfrútalo!

13.   Smoothie de pomelo y piña con menta

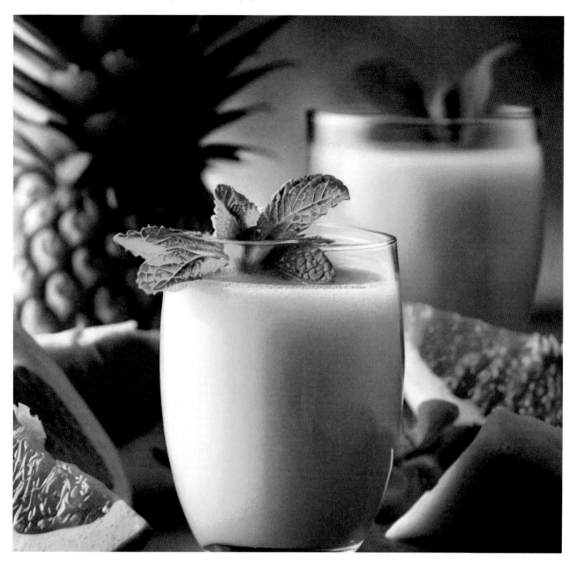

Ingredientes:

- 1 pomelo

- 1 taza de piña cortada en trozos

- 1 puñado de hojas de menta fresca

- 1/2 taza de agua

- 1 cucharada de miel

Instrucciones:

1. Pelar el pomelo y cortarlo en trozos.

2. Añadir el pomelo, la piña, las hojas de menta, el agua y la miel en una licuadora.

3. Licuar todo hasta que quede suave y cremoso.

4. Si es necesario, añadir más agua para conseguir la consistencia deseada.

5. Verter en un vaso y servir.

Este smoothie es una excelente opción para refrescarse en los días calurosos de verano. La combinación del pomelo y la piña le da un sabor ácido y dulce al mismo tiempo, mientras que la menta le da un toque fresco y refrescante. Además, el pomelo es rico en vitamina C y otros antioxidantes, lo que lo convierte en una opción saludable para fortalecer el sistema inmunológico. La piña también es rica en vitamina C y enzimas digestivas, lo que ayuda a mejorar la digestión. La menta, por su parte, ayuda a calmar el estómago y a refrescar el aliento. ¡Disfruta de este smoothie como un snack o como parte de tu desayuno!

14.   Smoothie de plátano y cacao con leche de almendras

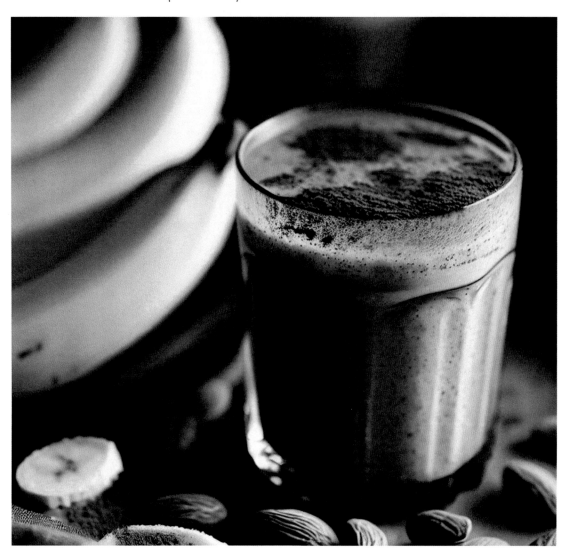

Ingredientes:

- 1 plátano maduro

- 1 cucharada de cacao en polvo sin azúcar

- 1 taza de leche de almendras sin azúcar

- 1 cucharada de miel o sirope de agave (opcional)

- Hielo al gusto

Preparación:

1. Pelar y cortar el plátano en trozos.

2. Colocar el plátano, el cacao en polvo, la leche de almendras y la miel o el sirope de agave (si se utiliza) en una licuadora.

3. Agregar hielo al gusto y licuar hasta que quede una mezcla homogénea y suave.

4. Servir inmediatamente y disfrutar de este delicioso y saludable smoothie.

¡Listo! Espero que disfrutes este smoothie cremoso y chocolateado.

15. Smoothie de guayaba y coco con leche de coco

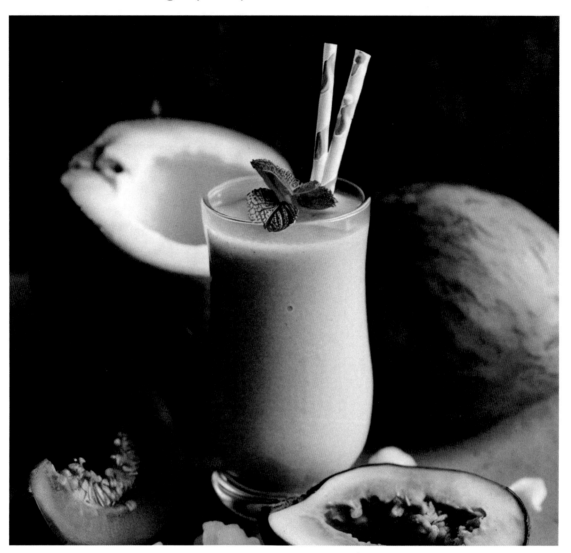

Ingredientes:

- 2 guayabas maduras
- 1 taza de coco rallado
- 1 taza de leche de coco
- 1 plátano maduro
- 1 cucharada de miel (opcional)

Instrucciones:

1. Pelar las guayabas y retirar las semillas.
2. Pelar y cortar el plátano.

3. Agregar las guayabas, el plátano, el coco rallado y la leche de coco en una licuadora.

4. Mezclar todo hasta que quede suave y cremoso.

5. Si deseas, agrega una cucharada de miel para endulzarlo.

6. Sirve y disfruta tu Smoothie de guayaba y coco con leche de coco.

¡Listo! Este smoothie es perfecto para un desayuno o merienda refrescante y nutritiva.

16. Smoothie de manzana y canela con avena

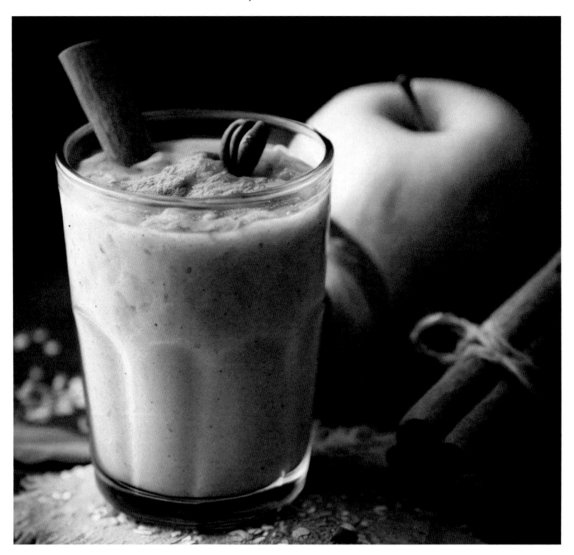

Ingredientes:

- 1 manzana grande pelada y cortada en trozos

- 1/2 taza de leche de almendras

- 1/2 taza de yogurt natural

- 1/4 taza de avena en hojuelas

- 1 cucharadita de miel

- 1/2 cucharadita de canela molida

- 1/4 cucharadita de extracto de vainilla

- Hielo (opcional)

Instrucciones:

1. En una licuadora, agrega los trozos de manzana, leche de almendras, yogurt natural, avena en hojuelas, miel, canela molida y extracto de vainilla. Si deseas, agrega también algunos cubitos de hielo para enfriar y espesar el batido.

2. Licua todos los ingredientes hasta que queden bien integrados y suaves.

3. Sirve en un vaso y disfruta.

¡Listo! Espero que te guste este delicioso smoothie de manzana y canela con avena.

17. Smoothie de mango y chía con leche de almendras

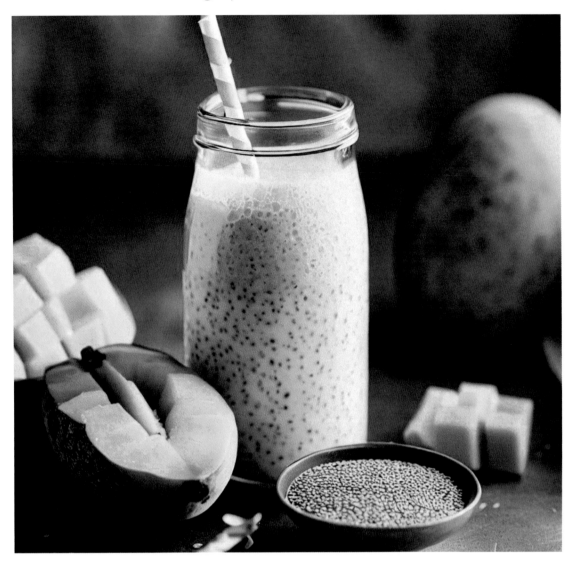

Ingredientes:

- 1 mango maduro, pelado y cortado en cubos

- 1 taza de leche de almendras

- 1 cucharada de semillas de chía

- 1 cucharada de miel (opcional)

- Cubos de hielo (opcional)

Instrucciones:

1. En una licuadora, mezcla el mango, la leche de almendras, las semillas de chía y la miel (si usas) hasta que esté suave y cremoso.

2. Si prefieres una consistencia más espesa, añade algunos cubos de hielo y vuelve a mezclar.

3. Sirve en un vaso y disfruta de tu delicioso smoothie de mango y chía.

¡Que lo disfrutes!

18. Smoothie de ciruela y yogur con almendras

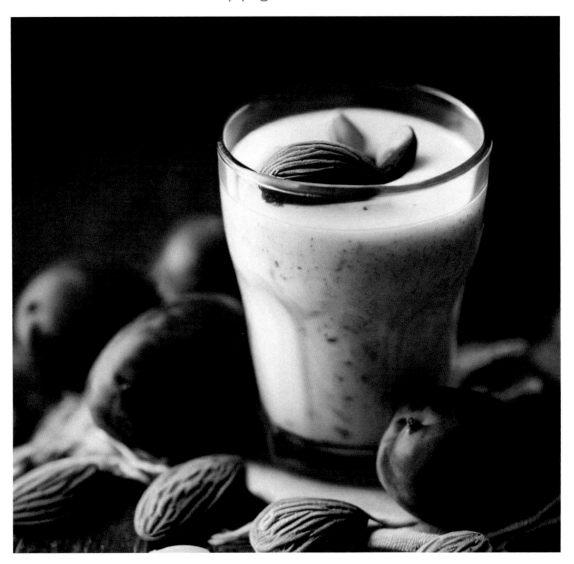

Ingredientes:

- 2 ciruelas maduras, sin hueso y cortadas en trozos

- 1 plátano maduro, pelado y cortado en trozos

- 1 taza de yogur natural

- 1/4 taza de leche de almendras

- 1 cucharada de miel

- 1/4 taza de almendras, tostadas

Instrucciones:

1. Colocar las ciruelas, el plátano, el yogur, la leche de almendras y la miel en la licuadora.

2. Mezclar a velocidad alta durante unos 30 segundos o hasta que la mezcla esté suave y cremosa.

3. Agregar las almendras tostadas y pulsar la licuadora varias veces hasta que se hayan triturado ligeramente.

4. Verter en vasos y servir.

¡Disfruta de este delicioso smoothie de ciruela y yogur con almendras!

19. Smoothie de fresa y coco con leche de coco

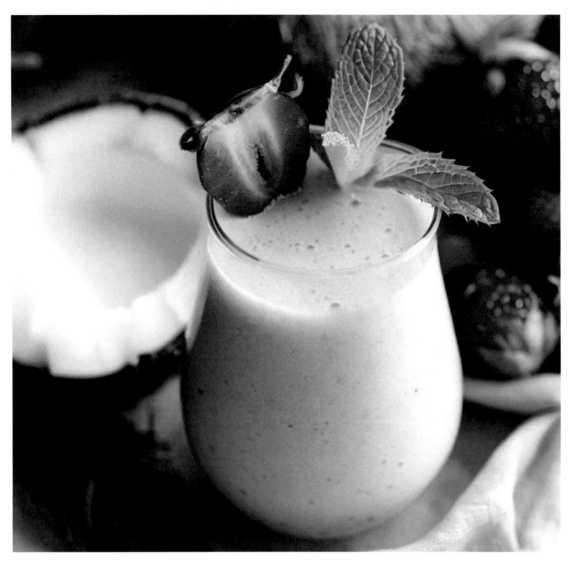

Ingredientes:

- 1 taza de fresas congeladas

- 1/2 taza de leche de coco

- 1/4 taza de crema de coco

- 1/4 taza de coco rallado

- 1 plátano congelado

- 1 cucharada de miel (opcional)

- 1/2 cucharadita de extracto de vainilla (opcional)

Preparación:

1. En una licuadora, combine las fresas congeladas, la leche de coco, la crema de coco, el coco rallado y el plátano congelado.

2. Agregue la miel y el extracto de vainilla, si se desea.

3. Licúe todo hasta obtener una mezcla suave y homogénea.

4. Vierta el smoothie en un vaso y espolvoree un poco de coco rallado encima para decorar. Sirva frío y disfrute.

¡Buen provecho!

20. Smoothie de espinacas y aguacate con pepino

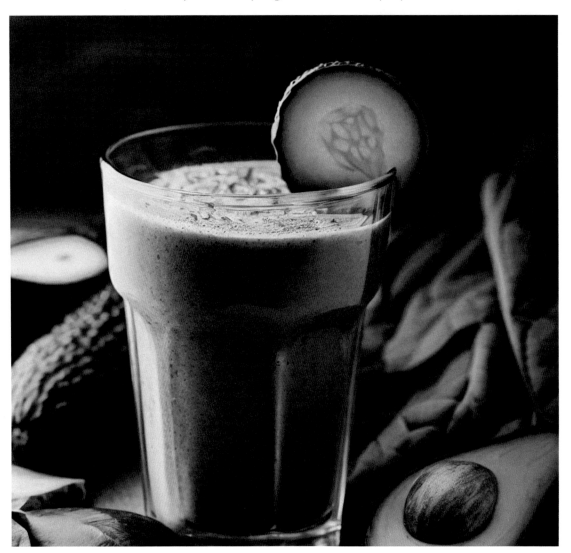

Ingredientes:

- 1/2 aguacate

- 1/2 taza de espinacas frescas

- 1/2 pepino

- 1/2 manzana

- 1/2 taza de agua de coco

- 1 cucharada de miel

- 1/2 limón (jugo)

Instrucciones:

1. Lavar y cortar los ingredientes en trozos pequeños.

2. Agregar el aguacate, espinacas, pepino y manzana en la licuadora.

3. Añadir el agua de coco, miel y jugo de limón.

4. Licuar hasta que la mezcla quede suave y homogénea.

5. Si la mezcla queda muy espesa, puedes agregar un poco más de agua de coco hasta obtener la consistencia deseada.

6. Servir en un vaso y disfrutar.

Este smoothie es una excelente fuente de nutrientes, ya que contiene espinacas ricas en vitaminas y minerales, aguacate con grasas saludables, pepino hidratante y manzana rica en fibra. Además, el agua de coco es una gran fuente de hidratación y la miel agrega un toque dulce natural.

21. Smoothie de piña y coco con leche de coco

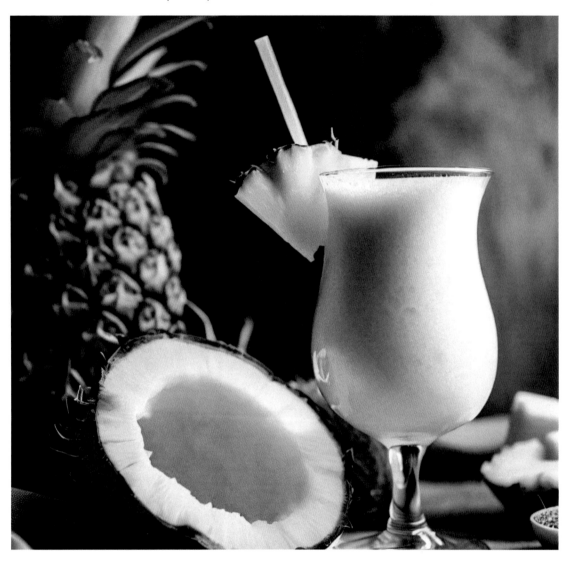

Ingredientes:

- 1 taza de piña fresca picada

- 1/2 taza de leche de coco

- 1/2 taza de agua de coco

- 1/4 taza de coco rallado

- 1 plátano maduro picado

- Jugo de 1/2 lima

- Hielo al gusto

Instrucciones:

1. Agrega todos los ingredientes en una licuadora de alta velocidad y mezcla hasta obtener una consistencia suave y homogénea.

2. Si es necesario, ajusta la cantidad de agua de coco para lograr la consistencia deseada.

3. Sirve en un vaso y decora con un poco de coco rallado y un trozo de piña si lo deseas.

¡Disfruta de este delicioso smoothie tropical!

22. Smoothie de frutas rojas y plátano con leche de soja

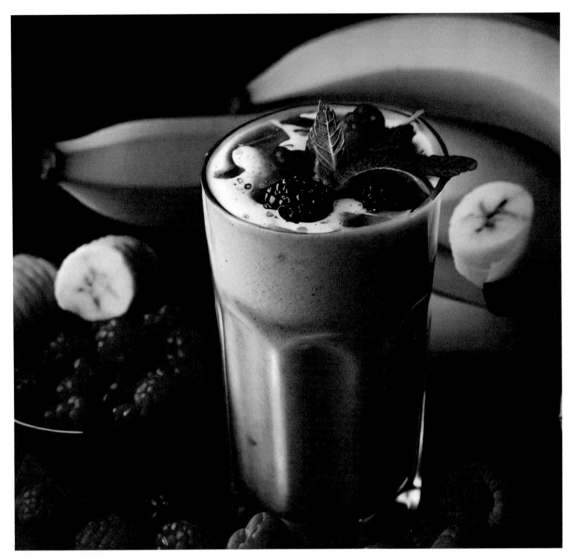

Ingredientes:

- 1 plátano maduro

- 1 taza de frutas rojas (fresas, arándanos, frambuesas)

- 1 taza de leche de soja

- 1 cucharada de miel (opcional)

Instrucciones:

1. Lava las frutas y colócalas en la licuadora.

2. Agrega el plátano pelado y cortado en pedazos.

3. Añade la leche de soja y la cucharada de miel (si la deseas).

4. Licúa todo hasta que quede una mezcla homogénea.

5. Si quieres un smoothie más cremoso, puedes agregar un puñado de hielo y volver a licuar.

6. Sirve en un vaso y disfruta de este delicioso smoothie.

¡Listo! Espero que disfrutes de este smoothie lleno de vitaminas y nutrientes.

23. Smoothie de higos y almendras con leche de avena

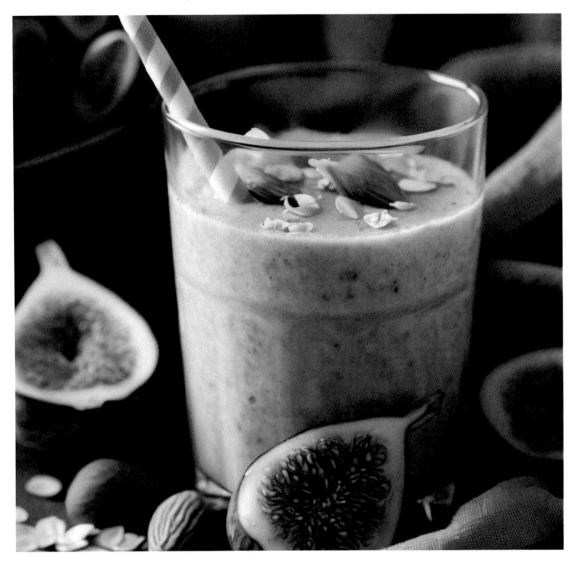

Ingredientes:

- 2 higos maduros

- 1 plátano maduro

- 1/4 taza de almendras crudas

- 1 taza de leche de avena

- 1 cucharadita de miel (opcional)

- Hielo

Instrucciones:

1. Lava y corta los higos en trozos pequeños.

2. Pela el plátano y córtalo en rodajas.

3. Agrega los higos, plátano, almendras y leche de avena en la licuadora.

4. Agrega una cucharadita de miel si deseas endulzar el smoothie.

5. Mezcla todo hasta que la mezcla esté suave.

6. Agrega hielo al gusto y mezcla de nuevo.

7. Sirve en un vaso y disfruta.

¡Listo! Ahora puedes disfrutar de un smoothie de higos y almendras delicioso y nutritivo.

24. Smoothie de remolacha y fresa con menta

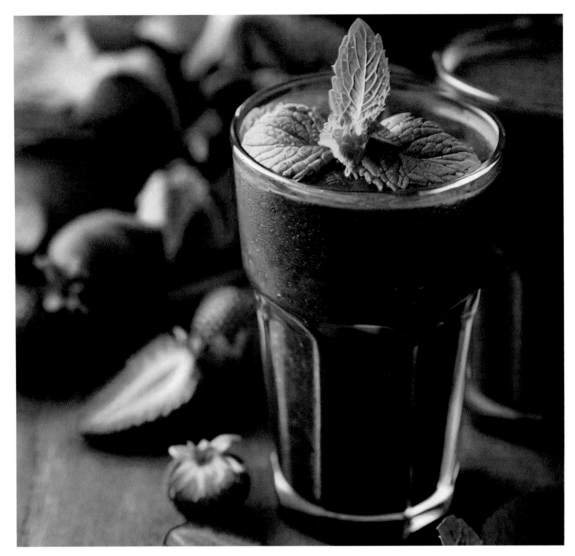

Ingredientes:

- 1 remolacha cocida

- 1 taza de fresas congeladas

- 1/2 taza de yogur griego

- 1/2 taza de leche de almendras

- 1/2 taza de jugo de naranja

- 1 puñado de hojas de menta fresca

- 1 cucharada de miel (opcional)

Instrucciones:

1. En una licuadora, agrega la remolacha cocida, las fresas congeladas, el yogur griego, la leche de almendras, el jugo de naranja y las hojas de menta fresca. Si deseas, puedes agregar una cucharada de miel para endulzar.

2. Licua todo hasta que quede suave y cremoso. Si el smoothie queda demasiado espeso, agrega un poco más de leche de almendras para diluirlo.

3. Sirve en vasos y decora con hojas de menta fresca.

¡Disfruta de este refrescante y saludable smoothie de remolacha y fresa con menta!

25. Smoothie de pera y almendras con leche de soja

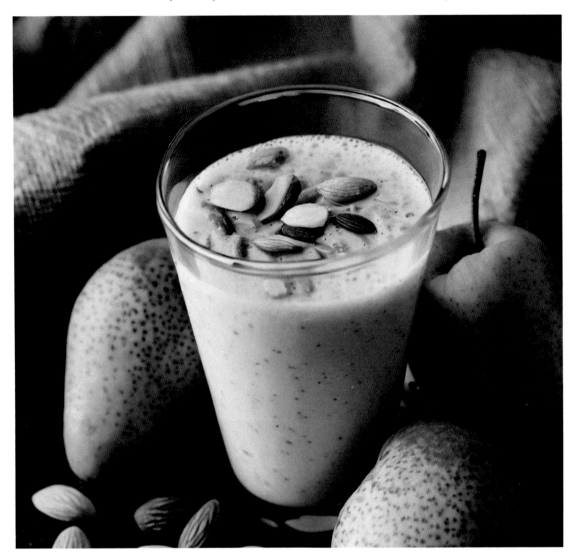

Ingredientes:

- 2 peras maduras

- 1/2 taza de almendras

- 1 taza de leche de soja

- 1 cucharada de miel

- 1 cucharadita de canela molida

- 1/2 cucharadita de extracto de vainilla

- Hielo (opcional)

Instrucciones:

1. Pelar y cortar las peras en trozos.

2. En una licuadora, mezclar las peras, las almendras, la leche de soja, la miel, la canela y el extracto de vainilla.

3. Mezclar todo hasta que esté suave y cremoso.

4. Si lo deseas, agrega hielo y mezcla nuevamente hasta que quede suave.

5. Sirve inmediatamente y disfruta de tu delicioso smoothie de pera y almendras.

¡Espero que lo disfrutes!

26. Smoothie de naranja y zanahoria con jengibre

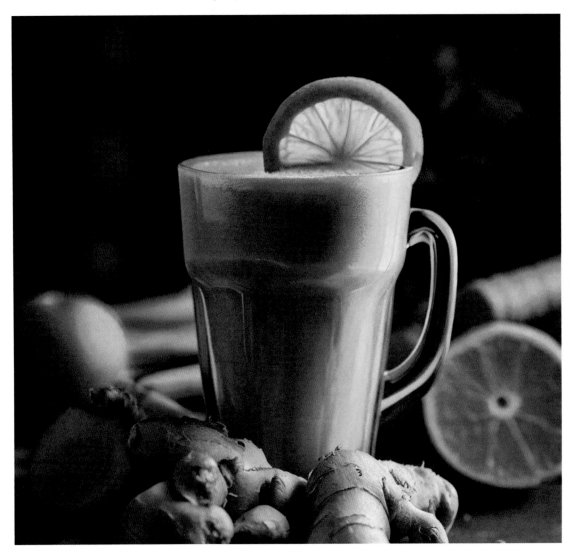

Ingredientes:

- 1 naranja pelada y sin semillas

- 1 zanahoria pelada y rallada

- 1 taza de hielo

- 1/2 taza de jugo de naranja recién exprimido

- 1/4 taza de agua fría

- 1 cucharadita de jengibre rallado

- 1 cucharadita de miel (opcional)

Preparación:

1. Agrega la naranja, la zanahoria, el hielo, el jugo de naranja, el agua, el jengibre y la miel (si la utilizas) en una licuadora.

2. Licua todo hasta que quede suave y cremoso.

3. Si la mezcla está demasiado espesa, puedes agregar más agua fría hasta obtener la consistencia deseada.

4. Sirve inmediatamente y disfruta.

Este smoothie es una excelente fuente de vitamina C, antioxidantes y fibra. El jengibre le da un toque picante y la miel agrega un poco de dulzura natural. ¡Es perfecto para disfrutar como un desayuno saludable o como una merienda energizante durante el día!

27. Smoothie de kiwi y espinacas con leche de almendras

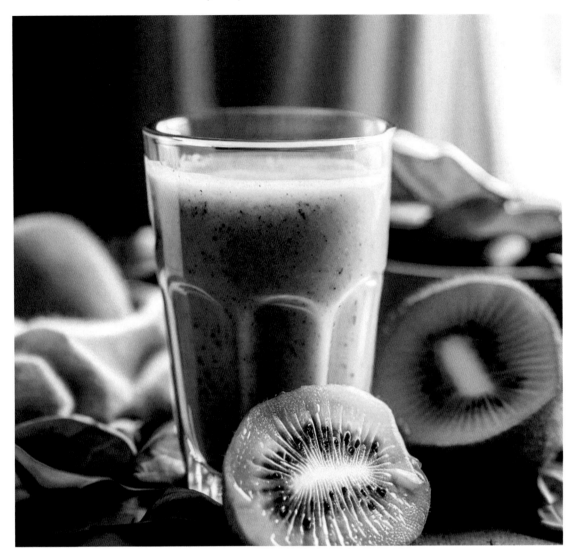

Ingredientes:

- 2 kiwis pelados y cortados en trozos

- 1 taza de espinacas frescas

- 1 plátano pelado y cortado en trozos

- 1 taza de leche de almendras sin azúcar

- 1 cucharada de miel (opcional)

- Hielo al gusto

Instrucciones:

1. En una licuadora, añade los kiwis, espinacas y plátano. Licua hasta que estén bien combinados.

2. Agrega la leche de almendras y la miel (opcional) y sigue licuando hasta que la mezcla esté suave y cremosa.

3. Agrega hielo al gusto y vuelve a licuar hasta que todo esté bien mezclado.

4. Sirve el smoothie en vasos y decora con rodajas de kiwi y espinacas frescas si lo deseas.

¡Disfruta tu delicioso smoothie de kiwi y espinacas con leche de almendras!

28. Smoothie de frutas tropicales con yogur griego

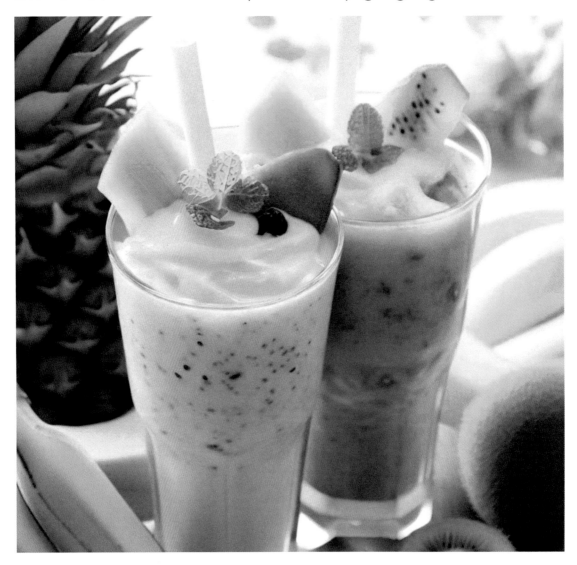

Ingredientes:

- 1 taza de piña en trozos

- 1 taza de mango en trozos

- 1/2 taza de papaya en trozos

- 1 plátano en rodajas

- 1 taza de yogur griego

- 1/2 taza de jugo de naranja

- 1 cucharada de miel

- Hielo al gusto

Preparación:

1. En una licuadora, agrega la piña, el mango, la papaya y el plátano. Licua hasta que estén bien mezclados.

2. Agrega el yogur griego, el jugo de naranja y la miel. Vuelve a licuar hasta que todo esté bien combinado.

3. Agrega hielo al gusto y licua nuevamente hasta que el smoothie tenga la consistencia deseada.

4. Sirve y disfruta de este delicioso y refrescante smoothie de frutas tropicales con yogur griego.

¡Listo! Espero que disfrutes de esta deliciosa receta.

29. Smoothie de manzana y zanahoria con canela

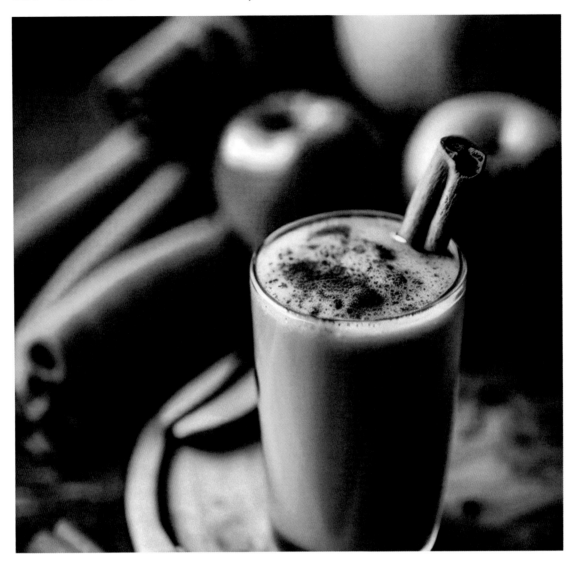

Ingredientes:

- 1 manzana mediana, pelada y picada en cubos

- 1 zanahoria mediana, pelada y picada en cubos

- 1 taza de leche de almendras sin endulzar

- 1 cucharadita de canela molida

- 1 cucharada de miel (opcional)

- Hielo

Preparación:

1. En una licuadora, añade la manzana, la zanahoria, la leche de almendras, la canela y la miel (si la estás utilizando).

2. Licúa todo hasta que quede suave y homogéneo.

3. Añade hielo y vuelve a licuar por unos segundos hasta que se integre completamente.

4. Sirve el smoothie en un vaso alto y decora con una pizca de canela molida.

¡Disfruta de este delicioso smoothie lleno de vitaminas y sabor!

30. Smoothie de mango y jengibre con agua de coco

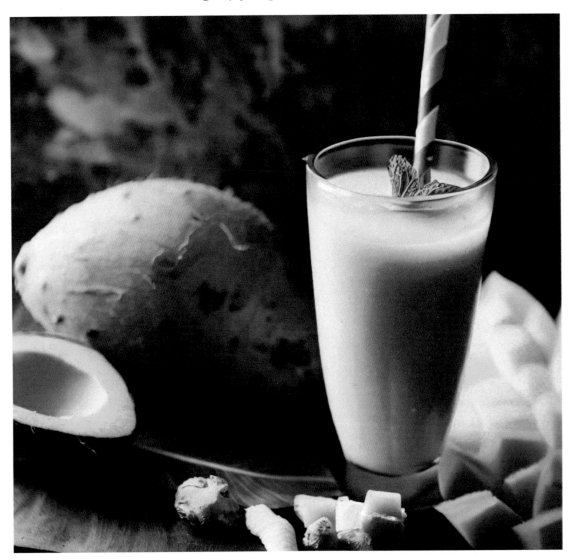

Ingredientes:

- 1 mango maduro

- 1 trozo de jengibre fresco (2-3 cm)

- 1 taza de agua de coco

- 1 plátano maduro (opcional, para darle más cremosidad)

- Hielo (opcional)

Instrucciones:

1. Pelar y cortar el mango en trozos pequeños.

2. Pelar el trozo de jengibre y picarlo en pedazos pequeños.

3. En una licuadora, añadir el mango, el jengibre y el agua de coco. Si se desea, añadir también el plátano maduro y un poco de hielo.

4. Licuar hasta que quede una mezcla homogénea y cremosa.

5. Servir inmediatamente y disfrutar.

¡Buen provecho!

Made in the USA
Las Vegas, NV
09 December 2024

13678515R00040